DU

CHARLATANISME

EN GÉNÉRAL,

ET DE QUELQUES REMÈDES SECRETS

EN PARTICULIER,

PAR F. P. ÉMANGARD, DOCTEUR EN MÉDECINE,

DE LA FACULTÉ DE PARIS.

> Diluis elleborum, certo compescere puncto
> Nescius examen; vetat hoc natura medendi.
>
> AUL. PERS., *Satyra V.*

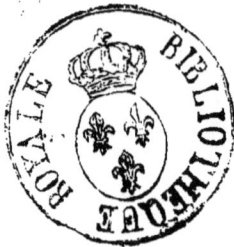

✱

A L'AIGLE,

DE L'IMPRIMERIE DE P. É. BRÉDIF.

1823.

DU CHARLATANISME

EN GÉNÉRAL,

ET DE QUELQUES REMÈDES SECRETS

EN PARTICULIER.

Personne mieux que moi ne sait ce qu'il en coûte quand on signale l'ignorance et le charlatanisme, surtout s'ils sont étayés par un titre qui assure l'impunité : mais le but que se propose d'atteindre le médecin, qui sent la dignité de sa profession, n'est-il pas le bien de l'humanité? Cette carrière est trop noble pour que le philanthrope balance à s'y engager, quels que soient les dangers qu'il puisse y rencontrer.

Cependant je m'avance avec d'autant plus de confiance, qu'il serait inouï que nos neveux vissent dans les fastes de ce siècle, quand vivaient les législateurs, les littérateurs, les médecins les plus distingués, sous un gouvernement protecteur des sciences et des arts, qu'on eût infligé une peine à celui qui démasquait l'ignorance, et que celle-ci eût été protégée, lors même qu'elle compromettait la vie des hommes.

Je n'espère pas persuader tout le monde, et l'expérience a justifié l'exclamation d'un professeur célèbre de nos jours (1) : « Empiriques, charlatans, « vendeurs d'orviétan, magnétiseurs, devineurs de « sources et de trésors cachés, etc., etc., oui le

(1) Fodéré, Médecine légale.

« monde moral est à vous ! » Mais ne dussé-je ar-
racher que quelques victimes aux griffes avides du
charlatanisme, j'aurai satisfait au besoin de mon
cœur. Je me nourris d'autant moins de l'espoir
d'obtenir un succès complet, que dès le temps
d'Hippocrate, ce père de la Médecine se plaignait
des charlatans. A toutes les époques de l'art on a
indiqué les dangers que fait courir cette classe
d'hommes, et le nombre n'en a pas diminué. In-
dépendamment des distributeurs de remèdes secrets, dont je veux m'occuper d'une manière plus
spéciale, nos villes et nos campagnes en recèlent
une autre espèce qui, exploitant cette mine fé-
conde, la crédulité, voient dans une fiole d'urine
le diagnostic des maladies les plus graves, admi-
nistrent des drogues qui n'ont pas même le mérite
de la superfluité. Ces impudens uromantes promet-
tent toujours la guérison, qui ne courrait assiéger
leur dégoûtant trépied? Des hommes décorés du
titre de docteur, dont l'avidité et l'effronterie bra-
vent les jugemens des médecins délicats, s'abaissent
à ce rôle abject. Tels docteurs, de villes voisines de
la nôtre, sont tous les jours consultés de cette manière; et, qui le croirait? des personnes douées de
quelque instruction vont aussi déposer leur offrande
sur l'autel de ces êtres vils et déshonorés ! C'est de
ces médecins que Montaigne aurait dit avec plus de
justice : « Fortune vaut bien mieux que la raison ».

Ce n'est pas que les lois aient manqué, en France,
sur le charlatanisme et le mal qu'il fait; des lettres-
patentes très-sévères parurent au 14e siècle, sous

Charles VI ; un arrêt du Parlement, en 1598, re-
nouvela les défenses et les peines : malgré ces pré-
cautions du pouvoir, le nombre des charlatans était
si grand sous Louis XIV, qu'il fallut établir une
commission pour cet objet.

D'autres lois, jusqu'à nous, ont été rendues, et
leur effet est tout aussi nul.

On a vu, dans ces derniers temps, les poudres
d'Ailhaud avoir une vogue meurtrière. La sage
Catherine II fut la seule qui en défendit l'introduc-
tion dans son empire : les Russes n'eurent point de
victimes à regretter. Les désordres que causait ce
drastique, étaient les mêmes que ceux qui suivent
l'emploi du vomi-purgatif de Leroy. Voici ce que
Tissot rapporte à cette occasion : « Un médecin
« français, aussi célèbre par ses talens et ses con-
« naissances que recommandable par son caractère,
« a publié quelques-unes des sinistres catastrophes
« que son usage avait occasionnées, et si on re-
« cueillait ces observations dans tous les endroits
« où on l'a employé, on formerait un volume qui
« effrayerait ». La même assertion peut être mise
en avant relativement au vomi-purgatif. Il est pos-
sible que d'abord, exhumant d'un vieux formulaire
une recette surannée, l'intention du distributeur
ait été de se rendre utile en gagnant quelqu'argent :
une fausse doctrine, celle qu'il professe dans son
livre, aura été son premier moteur. Mais, le profit
dépassant les espérances, cette espèce de succès
éveilla l'avidité et fit taire l'humanité; il s'embar-
rassa peu si des maux incalculables devaient résul-

ter de la propagation d'une pareille drogue. Ce qui rapporte de l'argent est toujours bon. Les dupes marchent à une mort lente et douloureuse ; qu'importe ? l'avide empirique s'enrichit ! Jusqu'à quel point le froid et coupable égoïsme peut-il être porté ! N'est-ce pas le cas de s'écrier avec le poëte :

Quid non mortalia pectora cogis,
Auri sacra fames ? (1)

On ne s'attendrait pas , sans doute, que le principe duquel part l'auteur, est celui d'*Hérophile*, qui plaçait la cause de toutes les maladies dans les humeurs : ou plutôt, les médecins qui se sont succédés depuis Hippocrate , profitant des idées qu'il avait émises sur les évacuations critiques , ont cru devoir les provoquer , soit au commencement des maladies aiguës , soit dans le traitement des maladies chroniques. Le plus célèbre des humoristes est Galien , qui , s'emparant des diverses températures d'Hippocrate , le froid, le chaud, l'humide et le sec, y joignit, comme causes ou modifications des maladies, le sang, la pituite, la bile et l'atrabile ou mélancolie. Les Grecs avaient pourtant eu leurs purgons , et les bons esprits de tous les temps ont reconnu combien était dangereux l'abus de ce moyen violent. « C'est du grand Platon , dit Montaigne, « que j'apprins naguères, que, de trois sortes de « mouvemens qui nous appartiennent, le dernier « et le pire est celui de purgation, que nul homme, « s'il n'est fol , ne doit entreprendre qu'à l'extrême « nécessité. On va troublant et esveillant le mal

(1) Virg. Æneid. lib. 3.

« par oppositions contraires. Il faut que ce soit la
« forme de vivre qui doucement l'allanguisse et
« reconduise à sa fin. Les violentes harpades de la
« drogue et du mal sont toujours à notre perte,
« puisque la querelle se démêle chez nous et que la
« drogue est un remède infiable. » *Liv. II, chap.* 37.

Leroy voit dans les humeurs la cause de toutes
les maladies; il en conclut que faire vomir et purger
est le moyen universel : il ne parle, dans des arti-
cles séparés, des différentes affections, que pour
indiquer les doses du même remède.

Suivant les lois les plus positives de la physiologie, le vomi-purgatif doit obtenir quelques succès
apparens et momentanés, surtout dans les maladies
chroniques, telles que dartres, rhumatismes, cé-
phalalgies, ophtalmies, etc., pour lesquelles la
pratique ordinaire conseille des vésicatoires ou autres révulsifs durables.

Ce remède est une liqueur spiritueuse ; or, quels
purgatifs, dissolubles dans l'alkool, nous fournit la
matière médicale ? les résines, comme résine de
jalap, de scammonée (1), d'aloës (2), de gomme-
gutte. Ces purgatifs sont rangés parmi les drastiques
les plus violens. Quel est le mode d'action des purgatifs sur l'intestin ? irriter celui-ci, augmenter la sécrétion des mucosités intestinales, expulser le résidu
des digestions en provoquant des contractions plus
fortes et plus fréquentes, augmenter sympathiquement l'action du foie et de tous les organes digestifs.

(1) Drastique violent mêlé souvent à des sucs d'euphorbe ou tithymale.
(2) Substance très-âcre et très-échauffante, et violent drastique.

Il est facile de comprendre maintenant que si, pendant une trentaine de jours, on purge, on fait vomir un malade, la membrane muqueuse gastro-intestinale deviendra le siége d'une phlogose plus ou moins considérable, suivant le degré d'irritabilité de l'individu. La quantité, sympathiquement augmentée des sucs biliaires, pancréatiques, muqueux, aura d'autant plus de dispositions à marcher vers la putréfaction, qu'ils auront été mal élaborés : de là cette fétidité des matières que le public crédule prend pour une nécessité d'évacuer. L'irritation augmentée fait cesser les évacuations, comme cela a toujours lieu; ce résultat peut aussi avoir pour cause le trouble des sympathies. Ce n'est donc que le développement d'une gastro-entérite ou inflammation de l'estomac, de l'intestin, et quelquefois de tous les organes de la digestion, qui met fin à l'usage de ce moyen incendiaire, dont l'effet peut être porté si loin, que j'ai déjà souvent été appelé, ainsi que mes confrères, pour remédier à des vomissemens opiniâtres, à des cardialgies atroces, à des superpurgations qui ne se sont terminés que par la mort, ou ont laissé après eux des lésions organiques plus ou moins profondes.

Qu'aura fait le médecin par l'emploi du remède? Il aura transporté, sur une membrane importante, délicate, une irritation, ou plutôt un exutoire permanent, qu'il aurait pu placer à la peau, et dont l'effet, plus lent, mais plus certain, n'aurait traîné aucun danger après lui. La muqueuse digestive, soumise fréquemment à l'action du stimulant de

Leroy, finit par être organiquement affectée, comme
je le disais plus haut ; l'inflammation devient chronique, la membrane s'épaissit, devient squirreuse,
cancéreuse et ulcérée ; et au bout d'un certain nombre d'années, on voit le malheureux succomber à
cette cruelle terminaison, que sa crédulité a pro-
voquée. J'ai sous les yeux plusieurs victimes de ce
remède dangereux. Quelques personnes ont déjà
succombé, d'autres traînent péniblement une existence marquée par des douleurs aiguës, que la
mort seule pourra terminer.

Non-seulement l'emploi de ce médicament produit tous les désordres physiques que je viens d'é-
numérer ; mais, avant d'être arrivé à l'état de dégé-
nérescence dont le résultat est une mort inévitable,
ou avant d'avoir produit sympathiquement l'apo-
plexie plus ou moins forte, d'où abolition de la vie
ou paralysie partielle ; avant, dis-je, d'arriver à
l'une de ces terminaisons, dès le début même de la
gastrite ou gastro - entérite chronique , l'état de
souffrance ou le simple malaise des organes digestifs, en réagissant sur le centre de sensibilité, le cerveau, change les dispositions affectives du malade.
Tout est pour lui un motif de colère ou d'impa-
tience ; les personnes qu'il aime le plus ne sont pas
à l'abri de ses mouvemens de brusquerie et d'iné-
galité d'humeur. Le malade perd l'appétit, ou celui-ci est très-irrégulier ; les digestions sont péni-
bles, il rend une grande quantité de vents ; des
nausées, des vomissemens surviennent, des cha-
leurs considérables montent à la tête, l'esprit n'est

apte à aucune espèce d'application. Cet état de souffrance diminue après le vomissement ou la digestion, dont l'imperfection constante est marquée par
des rapports acides, des douleurs d'entrailles, l'é-
mission de gaz intestinaux. Il y a constipation ou
diarrhée. Celle-ci a toujours lieu quand le gros intestin est envahi par l'inflammation : elle finit même
toujours, cette triste scène, lorsque la membrane est
totalement désorganisée. Le malade voit tout en
noir, ne s'occupe plus que de sa maladie, qu'il croit
nouvelle et inconnue des patriciens les plus recom-
mandables. De là cette versabilité dans sa confiance.
Il consulte tout le monde, les savans et les ignorans, les charlatans et les commères : il lit avec
avidité les livres de médecine, les programmes de
remèdes secrets, essaye de tous et marche plus ra-
pidement vers sa désorganisation physique et mo-
rale. Que sera-ce, si ce remède violent est employé
chez ces malheureux que les passions tristes ont
long-temps agités, et dont la sensibilité, considéra-
blement augmentée, a déjà donné naissance à l'hy-
pocondrie ou à la névropathie? Les maux que doit
occasionner instantanément un pareil traitement
sont incalculables, puisque la substance la moins
active produit toujours, chez ces malades, des effets ou trop violens ou insolites.

Si nous examinons les effets du vomi-purgatif
dans le traitement des maladies aiguës, la marche
des accidens sera bien plus effrayante et plus ra-
pide. Prenons pour exemple une phlegmasie de
l'appareil digestif. Que les symptômes qui carac-

térisent la gastro-entérite simple se manifestent, tels que bouche pâteuse, amère, langue jaunâtre vers sa base, rouge au bout et sur les bords, nausées, vomissemens bilieux ou muqueux, sensibilité de l'épigastre, douleurs des membres et des lombes, céphalagie, etc. : voilà, dira-t-on, de la bile à évacuer, une application à faire du vomi-purgatif. Le malade a des évacuations abondantes, on s'en félicite. Mais cette joie sera de courte durée. Tous les accidens augmentent d'intensité, la langue devient sèche et brune, les dents se couvrent d'une croûte noire et fuligineuse, les yeux sont fixes; il survient du délire, de l'assoupissement; les déjections sont involontaires, la peau est sèche et brûlante; à ces signes, qui ne reconnaîtrait la prétendue fièvre putride?

C'est alors que le médecin est appelé. Si le malade succombe, parce que la lésion gastrique, intestinale, ou cérébrale est trop profonde, on n'accusera pas le remède perturbateur, on sera peut-être assez injuste pour faire rejaillir le blâme sur l'homme qui aura épuisé les ressources de son art pour arrêter les progrès d'un mal incurable. Le malade échappe-t-il à tant de dangers, c'est au poison qui avait causé tout le désordre, qu'on attribue la guérison; parceque, dit-on, si on n'avait pas évacué la bile, dès l'invasion d'une maladie de cette gravité, sans doute le résultat eût été plus fâcheux. Ce raisonnement, au surplus, est celui d'une médecine humorale dont l'expérience a fait justice, mais que trop de médecins entêtés, ignorans ou de mauvaise foi, pratiquent encore tous les jours. Le vulgaire est-il donc si coupable de mettre en avant de telles assertions, puisqu'il peut les étayer sur des autorités ?

Je n'ai point eu l'intention de parler des moyens à employer de préférence dans le traitement des maladies que je prends pour exemple; car l'occasion se fût offerte de discuter un point très-important de thérapeutique. Il m'eût été facile, en citant des faits nombreux, de prouver l'avantage de la doctrine physiologique sur tous les systèmes qui l'ont précédée; de faire ressortir l'utilité de l'application des saignées locales, par les sangsues, dans une foule de cas; de renverser les raisonnemens plus spécieux que solides des routiniers humoristes, dont les commères ou les personnes encroûtées de préjugés deviennent les échos et exercent une influence d'autant plus funeste, qu'arrêtés par d'aussi faibles considérations, des médecins timides ne font pas tout le bien qu'ils pourraient faire.

Je pourrais passer en revue toutes les maladies, tant aiguës que chroniques, et, m'arrêtant à chacune d'elles, démontrer le danger du remède dont je m'occupe. Je n'ai dû présenter à mes lecteurs que les cas les plus fréquens et les généralités les plus saillantes, ou m'exposer à écrire un traité complet de médecine.

On a probablement cru que, dans ce pays, le remède dont je viens de m'occuper était un moyen de dépopulation insuffisant! Voilà qu'un élixir anti-glaireux vient servir d'auxiliaire au vomi-purgatif.

Un de ces magasins est ouvert à L'Aigle, et la classe
des glaireux étant très-nombreuse ici, par les rai-
sons que j'établirai bientôt, déjà le dépositaire doit
trouver un bénéfice honnête à la distribution de
cette nouvelle panacée résineuse. Aussi ne manque-
t-il ni de zèle ni d'activité pour propager cette lu-
crative découverte. L'auteur, par les raisonnemens
qu'il met en avant, pour prouver que les glaires sont
la cause la plus fréquente de nos maladies, prouve
seulement qu'il ignore jusqu'aux plus simples no-
tions de la physiologie et de l'organisation animale;
il prend l'effet pour la cause, et ne sait pas que les
glaires ou mucosités sont le produit d'une fonction
très-naturelle, qui s'exerce à la surface de cette
membrane qui, depuis la bouche jusqu'à l'orifice de
l'anus, revêt le canal digestif. Cette sécrétion, ou
séparation de mucus, est nécessaire à l'entretien de
la vie, elle doit donc exister. Sa surabondance est
toujours causée par une irritation de la membrane
muqueuse.

Ayez souvent des indigestions par un abus de régime; buvez des eaux-de-vie, des liqueurs fortes,
beaucoup de café; faites usage d'alimens âcres,
épicés, ou du vomi-purgatif, vous donnerez naissance à une gastrite légère d'abord, ou quelquefois
aiguë, qui deviendra chronique sous l'influence du
même régime, et alors surviendront, le matin, des
nausées, des vomissemens glaireux, que l'on qua-
lifie de pituite. Cette évacuation a produit un mieux
momentané, l'appétit se conserve quelquefois bon,
pendant quelques années. L'élixir, dans ce cas,

équivaut à l'eau-de-vie, que prennent à jeun cer-
tains buveurs pour évacuer cette pituite. Mais la
membrane muqueuse de l'estomac s'altère de plus
en plus, produit les mêmes symptômes physiques
et moraux que ceux décrits en parlant des effets du
vomi-purgatif. Cette membrane subit la même désorganisation, s'épaissit, s'endurcit, s'ulcère, devient cancéreuse. Les alimens ingérés séjournent
plus ou moins long-temps dans l'estomac, et sont
rendus par le vomissement. Le malade est brûlé
par une fièvre hectique qui ne doit se terminer
qu'avec la vie.

Tel est le tableau effrayant, mais fidèle, de l'effet
que doit produire à la longue, et quelquefois très-
promptement, l'élixir appliqué dans la plupart
des cas.

Il est peut-être une circonstance où ce remède,
donné avec discernement par un médecin attentif et
instruit, pourrait être suivi de résultats favorables :
je veux parler de ces enfans faibles, pâles, lympha-
tiques, chez lesquels on rencontre des signes de la
présence des vers, cause de l'augmentation de la
sécrétion muqueuse, qui par suite favorise le développement de ces insectes. Mais de quelle sagacité
ne faut-il pas être doué, pour s'arrêter à temps,
ne pas augmenter le mal qu'on a voulu détruire, et
quelquefois, favorisant l'extension de l'inflammation
intestinale aux glandes mésentériques, faire naître
le carreau !

Si les marchands de secrets, de nos jours, imi-
taient un certain *Villars,* qui, en 1728, vendait

une eau merveilleuse qu'un de ses oncles, mort plus que centenaire, lui avait laissée comme la partie la plus précieuse de son héritage, et qui avait la propriété de prolonger tellement l'existence, qu'à quatre-vingts ans on était dans sa verdeur, je conseillerais à tout le monde d'en faire usage. On pouvait, avec cette eau, vivre cent-cinquante années, *pourvu qu'on fût sobre.* La bouteille se vendit jusqu'à six francs. Ceux qui en firent usage, *en observant strictement le régime,* s'en trouvèrent très-bien, prônèrent le remède, et, quoiqu'il s'en fît un débit considérable, le magasin était inépuisable. C'était de l'eau de la Seine avec un peu de nitre.

Dès qu'on sut que le fameux remède était de l'eau de rivière, on courut à d'autres charlatans (1).

Je n'ai point, par cet écrit, voulu prouver que l'on ne devait jamais purger ni faire vomir. Il se trouve certainement des cas, dans la pratique, où un vomitif, un purgatif, peuvent être utilement placés. Mais avec quelle précaution n'agit pas le médecin qui a long-temps médité sur l'importance des organes de la digestion ! Il n'aura point recours à ces moyens énergiques avant d'avoir apprécié l'état de l'estomac, des intestins, du foie ; avant de s'être assuré qu'il n'existe, dans tout cet appareil, aucun point d'irritation susceptible d'être réveillé, aggrandi par une médication intempestive.

Bordeu nommait trépied de la vie, le cœur, les poumons et le cerveau. L'action simultanée de ces organes est sans doute indispensable à l'exercice

(1) Dict. philosoph.

de la vie; mais où sont reçues les substances, qui, élaborées, soumises à la chimie animale, subissent ces métamorphoses admirables, et d'alimens deviennent le sang qui doit entretenir la vie dans toute les parties du corps et réparer ses pertes? c'est dans l'estomac. Malheureusement ce grand principe général, qui devrait être compris par tous les hommes doués de quelque raison, ne l'est pas même par un bon nombre de médecins, plus attentifs à recueillir une recette nouvelle ou rajeunie, qu'à faire, de la saine physiologie, une application nécessaire à la pathologie.

Avant de finir, je dois répondre à un reproche que font aux médecins les fauteurs du vomi-purgatif. Ceux-ci supposent que la jalousie ou la spéculation est la source des dangers que nous attribuons à ce drastique. S'ils étaient spéculateurs, les médecins, ils verraient avec plaisir s'accroître un remède qui leur fait des malades, et leur prépare, sinon des cures à faire, au moins de l'argent à gagner en traitant les déplorables victimes de la crédulité.

Je termine ici ce que je voulais dire sur le vomi-purgatif et l'élixir anti-glaireux. Quoique je trouve déjà la récompense de ce petit travail dans le motif qui me l'a fait entreprendre, je ne serai pourtant satisfait que s'il peut avoir, sur mes compatriotes, assez d'influence pour les déterminer à abandonner l'usage de préparations toujours dangereuses et souvent mortelles.

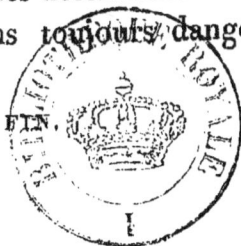

FIN.

ERRATA.

Page 4, ligne 3, au lieu de : *j'aurai satisfait au*, lisez : *j'aurai satisfait un*.

Même page, ligne 9, au lieu de : *n'en a pas diminué*, lisez : *n'en est pas diminué*.

Page 10, ligne 11, au lieu de : *patriciens*, lisez : *praticiens*.

Même page, ligne suivante, au lieu de : *versabilité*, lisez : *versatilité*.

Dernière page, 2e alinéa, ligne 6, au lieu de : *s'accroître*, lisez : *s'accréditer*.